AF466422

DE

L'INNOCUITÉ RELATIVE

DES ACCOUCHEMENTS

CHEZ LES PRIMIPARES AGÉES

PAR

Alexandre COCCIO,

Docteur en médecine de la Faculté de Paris,
Ancien élève des hôpitaux,
Ex-aide-major des Ambulances de la Presse (annexes du Ministère de la guerre),
Membre de la Société d'anthropologie de Paris.

PARIS

ADRIEN DELAHAYE, LIBRAIRE-ÉDITEUR

PLACE DE L'ÉCOLE DE MÉDECINE

1875

DE

L'INNOCUITÉ RELATIVE

DES ACCOUCHEMENTS

CHEZ LES PRIMIPARES AGÉES

PAR

Alexandre COCCIO,

Docteur en médecine de la Faculté de Paris,
Ancien élève des hôpitaux,
Ex-aide-major des Ambulances de la Presse (annexes du Ministère de la guerre),
Membre de la Société d'anthropologie de Paris.

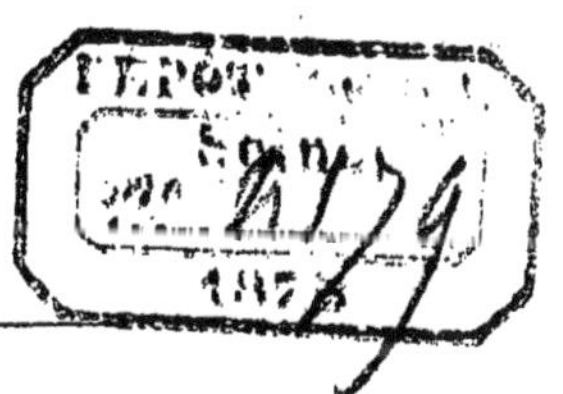

PARIS

ADRIEN DELAHAYE, LIBRAIRE-ÉDITEUR

PLACE DE L'ÉCOLE DE MÉDECINE

1875

DE

L'INNOCUITÉ RELATIVE

DES ACCOUCHEMENTS

CHEZ LES PRIMIPARES AGÉES

Il n'est pas une femme qui, ayant dépassé l'âge de 30 ans, ne voie avec effroi arriver le moment de sa première couche, et il n'est guère d'accoucheur ou de sages-femmes qui ne redoutent ce moment.

Cette prévention est-elle justifiée? a-t-elle de sérieux fondements? nous ne le pensons pas. Les dépouillements des statistiques auxquels nous nous sommes livré, les observations qui nous ont été communiquées, et celles que nous avons pu recueillir dans le cours de nos études nous permettent du moins de le dire, malgré l'opinion contraire de certains pessimistes, qui affirment que les dangers de l'accouchement, dans ce cas, s'accroissent considérablement en raison de l'âge.

Deux éléments sont nécessaires pour établir notre proposition : 1° La conviction qu'il faut faire passer dans l'esprit du lecteur; 2° La crainte instinctive chez la femme de l'acte final de la parturition qu'il faut combattre.

Nous allons essayer, dans cette thèse inaugurale, de prouver au lecteur que l'accouchement chez les primipares âgées n'est pas plus dangereux, toutes comparaisons gardées, que chez des jeunes sujets accouchant dans des conditions semblables, tel sera le but pratique de notre travail. Nous espérons, en outre, que cette vérité une fois démontrée prendra sa place au foyer de la famille, et que, chez la femme, l'instinct disparaîtra devant la confiance que lui inspirera un médecin instruit et prudent.

Alors quand une jeune fille aura dépassé un certain âge, sans trouver un prétendant qui lui convînt, elle ne regrettera pas, pour cela, de prolonger de plusieurs années le temps de son célibat, et de le clore en définitive par un mariage qui la mettra à même de goûter les joies de la maternité.

La famille et la société auront tout à y gagner. Tel est aussi le but moral de notre œuvre.

PREMIÈRE PARTIE

Analyse critique de la bibliographie et de la statistique médicale touchant les particularités de l'accouchement chez les primipares.

Avant de commencer notre sujet, nous croyons remplir notre devoir de remercier publiquement notre très-cher et savant maître, M. le professeur Germain Sée, pour ses savantes leçons et pour la bienveillance de laquelle il nous a toujours honoré, ainsi que notre cher maître particulier d'accouchements, M. le Dr Verrier, qui nous a donné l'idée de notre sujet, ainsi que ses bons et sages conseils.

Deux mémoires récents ont particulièrement fixé notre attention. En premier lieu celui de Kohnstein (Archives de *Gynækologie*, t. 4, p. 499) qui n'est qu'une compilation très-laborieuse, du reste, de faits relevés dans les journaux allemands, et celui de Ahlfeld (*Archiv für Gynækologie*, t. IV, p. 510), qui comprend tous les accouchements accomplis de 1858 à 1872, chez des femmes ayant dépassé l'âge de 30 ans à la clinique et à la policlinique de Leipzig.

Les faits recueillis pendant cette période de 14 années, dans l'hôpital et la ville de Leipzig, ont, à nos yeux, une valeur probante plus grande que l'indigeste compilation de Kohnstein, bien que celle-ci ait dû coûter plus de recherches à son auteur.

Mais, pour être probant, un travail de ce genre ne doit pas seulement reposer sur des statistiques nombreuses, pour que les conclusions qui en découlent, aient une autorité incontestable, elles doivent être tirées de la comparaison d'éléments semblables.

Mariage tardif. — Rachitisme. — Eclampsie. — C'est pourquoi nous n'accorderons au travail de Kohnstein qu'une importance secondaire. Il n'est pas cependant sans relater, d'après l'autorité de Busch qu'il cite dès le commencement de son travail, que la primiparite tardive, par le fait d'un mariage tardif doit-être distinguée de la primiparité tardive, malgré un mariage contracté à l'âge ordinaire.

Mais, bien que basé sur un nombre près de quatre fois plus grand d'observations que le travail de Ahlfeld, le mémoire de Kohnstein manque de critique, il aurait dû, ce nous semble, faire une catégorie à part pour les rachitiques, celles surtout dont le bassin est fortement rétréci, et chez lesquelles l'âge de l'accouchée n'est pour rien dans le dénouement survenu. Pour tirer des anomalies un parti convenable, il aurait fallu tout au moins les comparer à d'autres anomalies chez des primipares plus jeunes se trouvant dans les mêmes conditions par rapport à l'étroitesse pelvienne.

J'en dirai autant des présentations anormales pour lesquelles la primiparité, pas plus que l'âge avancé, ne parait avoir d'influence. Tout au plus pourrait-on invoquer cette primiparité tardive comme une cause de l'éclampsie.

On sait d'ailleurs que dans l'âge de 20 à 30 ans, la primiparité est invoquée comme cause prédisposante de cette redoutable maladie. Pour nous, nous serons plutôt tenté de croire que cette influence étiologique sera plus grande chez les femmes au-dessous de 30 ans, que celles qui auront dépassé la trentaine.

Causes locales. — Restent les *faiblesses de contractions*, les *contractions douloureuses*, la *rigidité du col*, celle du *périnée* et de la *vulve* qui paraissent augmenter de fréquence avec la primiparité tardive ; on peut encore citer l'*inertie secondaire de l'utérus* et les *hémorrhagies consécutives*, l'*adhérence* et l'*enchatonnement* du placenta, comme conséquence de cette primiparité tardive.

La *rupture* du *périnée* peut aussi compter si non avec les difficultés, du moins, avec les complications de l'accouchement.

Coccyx. — La science a, depuis longtemps, fait justice de la résistance ou plutôt de l'ankylose du coccyx à laquelle Devinter attribuait une grande part de la difficulté trouvée, d'après lui, dans l'accouchement d'une vieille primipare.

On sait, en effet, que le passage de la tête et *a fortiori* l'application du forceps, suffit pour rompre cette ankylose, étant admis qu'elle existe, ce qui n'est pas démontré encore pour cet âge chez la femme.

On sait aussi que le moyen proposé par cet accoucheur d'introduire le pouce à travers la vulve sur la région précoccygienne pour repousser le coccyx en arrière et rompre ainsi l'ankylose, ne lui réussissait que parce que ce moyen provoquait, en raison de la pression sur le plexus sacré, des contractions utérines par actions réflexes, lesquelles ravivant le travail ralenti hâtaient le complet engagement et la sortie de la tête du fœtus.

Vices de conformation. — Quant à certains vices de conformation relatés par Kohnstein tels que l'imperforation de l'hymen et du vagin, l'utérus bicorne ou biloculaire, l'absence de col ou de périnée, etc., ils ne sont pour rien dans la question puisqu'ils peuvent se présenter aussi bien chez les jeunes primipares, et que dans la plupart des cas relatés par l'auteur allemand ces vices deconformation étaient congénitaux.

Quoi qu'il en soit, il ne sera pas dit qu'après avoir pris la peine de traduire en entier le mémoire de Kohnstein, malgré le peu de confiance relative qu'il nous inspire, que nous n'ayons pas tenté pour le moins d'en faire un extrait pour l'édification du lecteur.

Malheureusement, le choix peu judicieux des faits recueillis, le peu d'ordre et de méthode qui a présidé à leur classification, en ont tellement faussé les résultats, qu'il n'y a pas lieu, suivant nous, d'y attacher une grande importance. Le tableau, en effet, est assombri à tel point que si l'on se rapportait à ce seul document, on devrait redouter au suprême degré un accouchement effectué dans ces conditions.

Difficultés d'établir une bonne statistique.—Nous ne nous dissimulons pas les difficultés que M. Kohnstein a dû rencontrer pour établir ses conclusions, car comme il le dit lui-même : « Dans les statistiques des maternités on trouve toutes les primipares ainsi que toutes les multipares comptées ensemble, et tandis qu'on s'occupe du nombre de fois qu'elles sont accouchées, des accidents survenus et des anomalies remarquées, on ne s'occupe que très-peu de l'âge de la mère, et pourtant plusieurs faits peuvent être rapportés à l'âge avancé de la femme chez la primipare. » Cet aveu, sous la plume de l'auteur, sans ôter à son travail le mérite de la recherche, lui retranche cependant une grande partie de la valeur qu'on en aurait pu tirer. Il est certain que le plus grand nombre de primipares se trouvera parmi les jeunes femmes, tandis que les vieilles seront presque toutes multipares, ce qui accroît la difficulté des recherches, mais n'en augmente pas la précision.

En conséquence, nous croyons devoir résumer la partie statistique du mémoire de Kohnstein en disant que :

Sur 393 primipares dont 2 étaient âgées de 50 ans (Züber et Holst), deux sont mortes pendant la grossesse, 8 pendant l'accouchement, 105 pendant la suite des couches.

Quant aux enfants, 140 étaient morts-nés, 29 moururent dans les huit premiers jours.

L'étroitesse du bassin a été observée 166 fois et a nécessité les opérations les plus graves, 12 fois l'accouchement prématuré, 32 fois l'opération césarienne, 39 fois la céphalotripsie, 61 fois le forceps.

Enfin même avec un bassin bien conformé, il a fallu intervenir fréquemment, appliquer le forceps ou faire la version; bref 57,7 0/0 il a fallu mettre l'art à contribution.

Comme d'habitude, la présentation la plus fréquente fut celle du sommet; mais moins cependant que d'ordinaire, la présentation de la face eut lieu 5,3 0/0, la présentation de l'épaule 47 0/0, la présentation de l'extrémité pelvienne 2,54 0/0. L'éclampsie survint 9,9 0/0 et les convulsions 62,5 0/0.

La *faiblesse des contractions* se montra 30,2 0/0, les *con-*

tractions douloureuses 4,8 0/0 et la *rigidité* de l'*orifice externe* existaient dans 13 observations.

La chute du cordon ombilical a été constatée 4,58 0/0; les *hémorrhagies puerpérales* 9,6 0/0 et étaient causées huit fois par l'inertie de l'utérus et 30 fois par l'*adhérence anormale* du *placenta* ou son *enchatonnement*.

La rupture du périnée s'est présenté 3,56 0/0 dans 11 cas l'accouchement avait nécessité l'intervention, dans 3 il avait été spontané.

Enfin, parmi les autres circonstances qui, avec l'étroitesse du bassin, peuvent expliquer le retard apporté à la fécondation chez les femmes mariées déjà depuis quelque temps, on trouve dans le dépouillement de la statistique de Kohnstein, un cas de perforation de l'hymen, un cas d'absence de la portion vaginale du col, un cas d'absence congénitale du périnée, deux cas d'étroitesse extrême du vagin, un utérus bicorne, un autre biloculaire, 9 cas d'atrésie du col utérin, etc.

Poids et longueur de l'enfant. — On trouve aussi dans le même travail la confirmation d'une opinion émise par Mathews Duncan d'Edimbourg (*Edimb. medic journal*, 1864, octobre, p. 497), à savoir que l'âge plus avancé de la mère aurait une influence sur le poids et la longueur de l'enfant. Il est vrai qu'il ne s'agit pas ici de primiparité tardive, et qu'une femme ayant dépassé la trentaine primipare, ou multipare, aurait un fœtus lourd, donc plus volumineux, et partant plus difficile à expulser si ce fœtus se trouve être celui d'une primipare dont le périnée ou l'orifice vulvaire n'ont encore subi aucune dilatation par le fait d'un accouchement antérieur. Il est vrai aussi que Hecker (*Monatschrift für*

Geb. 26, p. 348) ne partage pas l'opinion de l'accoucheur d'Edimbourg, et qu'il attribue à l'âge de la mère et non au nombre des grossesses antérieures une influence sur le développement du produit de la conception. Si, en effet, nous prenons d'après Hecker le poids moyen d'un certain nombre d'enfants, chez des primipares de 15 à 29 ans et que nous trouvions, comme il l'a fait, 3181,17 ; pour le nombre des enfants provenant de primipares de 30 à 44 ans nous trouvons avec Hecker 3191,30 différence environ 10 grammes par enfant en faveur des primipares âgées. Quant à la longueur du fœtus, nous trouverons chez les jeunes

primipares. 50,44

chez les primipares âgées. 50,77

différences de longueur 0,28 centimètres en faveur des dernières. Donc, l'enfant d'une femme plus âgée est plus lourd et plus long que l'enfant d'une jeune, cela en dehors de la question de multiparité qui a aussi son influence, mais laquelle influence nous n'avons pas à envisager dans ce travail. Or, ce supplément de poids ne tient pas seulement à la longueur, mais aussi, comme nous le disions tout à l'heure à la grossesse, et il est fâcheux que, sous ce rapport, l'auteur allemand ne nous ait pas édifié en mesurant au compas l'épaisseur, l'étendue comparative des diamètres de la tête du fœtus chez les jeunes primipares et chez les primipares âgées.

Mais, si sous ce rapport, entre plusieurs autres, la thèse soutenue par Kohnstein laisse un *desiderata*, rendons lui cette justice qu'il a cherché à y remédier en s'entourant de tous les autres éléments à la question qu'il a pu recueillir.

Certes, M. Kohnstein n'a pas épargné ses peines, mais c'est toujours un travail ingrat, que de faire des relevés ça et là dans les journaux, relevés qui manquent souvent par le fait du travail original d'un ou de plusieurs des points importants pour la résolution du problème que l'auteur s'était posé.

C'est ainsi que Kohnstein a fait un extrait des tableaux de Wernich's (*Beitrage zür Geburst und Gynækologie I., I.* ; S. 9) où l'on voit que chez les primipares le poids de l'enfant augmente jusqu'à la quarante-quatrième année et la longueur jusqu'à la quarantième année.

Diamètres de la tête. — Mais, patience, nous arrivons à Schroder (*in Scanoni's Beitrage*, t. V, S. 419) et de ses observations analysées par Kohnstein. il résulte que le grand diamètre de la tête arrive à une longueur hors de toute proportion avec son étendue normale, dès que la mère a dépassé l'âge de trente-cinq ans.

C'est le seul élément qui existe dans le travail que j'ai sous les yeux sur cette importante question. Du reste, la littérature médicale qui s'occupe des primipares âgées, est en général très-pauvre, et il faut savoir gré aux savants, dont je cite les travaux, d'avoir fait leurs efforts pour éclairer ce point d'obstétrique pratique.

Rigidité des parties molles. — Deventer, dont nous avons déjà refuté un des arguments, l'ankylose du coccyx, ajoute que la rigidité des parties génitales est une des causes du retard de l'accouchement chez les vieilles primipares. Voici du reste le texte latin qui exprime mieux cette idée que je ne saurai le faire, si non par une traduction littérale; il est pris dans Lugd. Batav. 1701 ; p. 131.

« Os uteri tam crassum et prædurum iis ægere ape-
« riatur, idque plurimum venit iis, quæ prævectiores
« jam ætatis sunt in primo maximæ enixu. »

Dionis partage la même opinion en ce qui concerne la lenteur du travail, la difficulté de la dilatation des orifices (*Traité général d'accouchements*, Paris 1718; p. 238).

L'autorité de ce dernier auteur n'a pas peu contribué à répandre cette crainte de l'accouchement après la trentième année, qui y est si généralement et malheureusement répandue.

Il est certain qu'un accoucheur aimera mieux, en général, assister une primipare de vingt ans, qu'une de trente ans et au delà. Mais s'il s'agissait de comparer les deux extrêmes, c'est-à-dire une vieille primipare ayant atteint la quarantaine et une jeune fille de treize ans, comme il en existe dans la science quelques précoces exemples. Je crois, mon inexpérience m'abuse peut-être, et, dans ce cas, je prie mes juges de vouloir bien la prendre en considération.

Je crois, dis-je, que les dangers seront moins grands, le travail plus rapide et mieux supporté chez les vieilles primipares que chez la jeune fille, toutes choses étant égales d'ailleurs dans la conformation de la femme au double point de vue des parties osseuses du bassin et de l'absence de tout vice de conformation congénital des organes génitaux.

Une autorité qui ne pouvait être passée sous silence par Kohnstein, est celle de Siebold B. C. p. 203, à propos d'une primipare de trente ans : « Ici, comme on le voit très-souvent chez les primipares avancées en âge, les parties génitales externes étroites et rigides opposèrent une grande résistance et provoquèrent de grandes douleurs. »

Frictions émollientes, petit travail. — Schmitz dans le même journal 1 vol., p. 21, nous aprend que l'on a de tout de temps recommandé pour affaiblir la rigidité des parties molles chez les primipares âgées des frictions émollientes. C'est là un fait qui n'est point nouveau en effet, et Schmitz aurait pu ajouter que les anciennes matrones, et encore quelques sages-femmes de nos jours, ne se privaient pas de certaines manœuvres appelées le *petit travail*, qu'elles appliquaient, il est vrai, indistinctement à toutes les primipares, quel que soit leur âge.

Depuis longtemps en France les accoucheurs ont fait justice des injections, des émollients, du petit travail. On reproche avec raison à celui-ci de produire une attrition de la muqueuse vulvaire et vaginale, et de prédisposer aux eschares.

Déja de la Motte avait signalé, si non le danger, du moins l'inutilité de ces moyens. « La nature, disait-il avec raison, a préparé des moyens émollients suffisants pour faciliter le travail, peu de temps avant l'accouchement, qui sont bien plus importants et n'ont pas besoin, d'ailleurs, d'être recommandés. Il en est de même des moyens de dilatation.

Eaux de l'amnios, glaires. — Que sont, en effet, les eaux de l'amnios, les glaires sanguinolentes, si ce ne sont des moyens émollients? Les eaux de l'amnios, ont, en outre, un autre usage pendant toute la durée de la grossesse. Et les contractions ne sont-ce point elles qui influent le plus directement sur la dilatation du col ?

Point n'était donc besoin, comme le fait Schmitz, qui partage l'avis de De la Motte, de recommander les bains tièdes chez les primipares âgées ; si, en effet, les bains peuvent rendre des services, ce n'est point dans le sens d'un ramollissement des parties, et je trouve dans la gazette obstétricale un article de notre cher maître, M. le Dr Verrier, extrêmement remarquable, qui a été reproduit, en partie, par beaucoup de journaux. Il est intitulé : *Des bains dans l'état puerpéral* (*Gazette obstétricale*, p. 415 ; 1873), on y trouve ce qui suit à propos de l'effet des bains. D'abord ils sont hygiéniques ou thérapeutiques. Ces derniers, p. 417, ont été préconisés par Gardien comme médicaments actifs, dans les troubles gastriques, sympathiques de la grossesse (liv. II, chap. 1er). Il les recommandait chez les femmes nerveuses, hystériques, et, vers la fin de la parturition, chez celles dont la rigidité naturelle des parties génitales, peuvent mettre obstacle à l'accouchement ; telles sont les primipares, mais sans distinction d'âge. Levret avait aussi reconnu les avantages du bain général pendant la grossesse. Parmi les auteurs modernes, Jacquemier (t. II p. 14,) recommande un bain tiède dans le cas d'inertie, survenant à la suite d'un travail prolongé, de même que les femmes, pendant leur grossesse, présentent un état fébrile assez commun (t. I, p. 345) et plus loin, pour les douleurs des reins des huit premiers mois (p. 357). Cullerier, Gendrin, indiquaient certains états pathologiques qui réclament l'usage des bains pendant la grossesse.

Verrier (loc., cit.), dit avoir obtenu plusieurs fois des bons effets d'un bain frais prolongé dans l'intervalle des accès d'éclampsie. Il le recommande, en outre, dans toutes les douleurs utérines, quelle qu'en soit la cause (rhumatisme utérin, inflammation etc.,) les bains devant avoir sur l'utérus, dans ces différents états morbides, une action sédative très-marquée.

Dans toutes ces citations, à part la mention qu'en fait Gardien pour les primipares en raison de la rigidité des parties, on ne trouve que des indications spéciales qui n'ont pas rapport à notre sujet.

Bien mieux, Verrier (p. 417, *Gaz. obstét.* 1873) dit qu'il faut bien se garder de tomber dans l'exagération, car, ajoute-t-il « pendant le travail il se fait un véritable abus des bains. Chaque fois que chez une primipare le travail, en se prolongeant, prédispose la patiente aux accidents nerveux, un bain peut être d'une incontestable utilité ; mais il ne faut pas croire, comme la plupart des sages-femmes et des malades, que le bain dispose l'accouchement à être plus facile en dilatant le col ou même les organes externes de la génération. Loin de là, il *n'agit absolument que comme sédatif quand le travail se prolonge* et que l'on a à faire à une femme nerveuse ou trop encline à l'excitation.

« Jamais, dans un cas, le bain ne doit dépasser trois quarts d'heure, et les effets sédatifs qu'on obtient sont tels, qu'aux yeux des gens étrangers à l'art de guérir, il n'est pas surprenant qu'on leur attribue la dilatation de l'organe utérin. »

Verrier cite ensuite la rigidité spasmodique du col, comme indication du bain, mais il déclare n'en être pas de même pour les rigidités anatomiques et *a fortiori* pathologiques.

Or, les rigidités que peuvent atteindre le primipares âgées sont précisément des rigidités de nature anatomique qui, par conséquent, ne seraient pas soulagées par l'effet du bain.

Enfin le même auteur, p. 418, critique ironiquement le procédé de Rénard qui consistait à faire prendre à la parturiente un grand bain, en ayant soin de placer dans le vagin un spéculum, afin que l'eau du bain soit en contact avec les parties internes qu'il s'agit de dilater.

Déchirures du périnée. — Ainsi donc, il est bien démontré, même dans les primipares que, en dehors de toute indication spéciale, le bain n'agit que comme calmant. Aussi Viégaud et Michaelis (Mucina B. II, p. 49,) font-ils remarquer qu'il est difficile de conserver le périnée intact chez les primipares âgées dont les parties génitales externes sont inextensibles.

Tanner et Winckel confirment cette assertion. Nous verrons plus loin, par la lecture des observations rapportées, ce qu'il en faut penser.

On sait qu'en Allemagne toute la famille des Siebold, et jusqu'aux femmes mêmes, s'étaient occupées de l'art des accouchements, Elias Siebold, l'un d'entre eux, partage les idées reçues généralement sur les difficultés de la parturition chez les primipares âgées, et il ajoute que celles-ci sont, en outre, exposées à des complications du côte de la délivrance par l'insuffisance des contractions.

Inertie secondaire. — Or, ou la femme est exposée à la rupture du périnée, preuve évidente de l'énergie des contractions, et alors elle se sera exposée à une hémorrhagie par inertie après l'accouchement, ou bien, au contraire, si elle est exposée à ce dernier accident, c'est que les contractions accompagnant le travail auront déjà été faibles et languissantes et alors l'expulsion peut être entravée, mais le périnée ne court aucun risque.

Il ne s'agit que de s'entendre.

Il y a des médecins qui, pour donner à ces idées de craintes, si répandues dans le public, plus de notoriété ont été jusqu'à invoquer la peur et la pudeur des primipares âgées comme explication des pertes après la délivrance! (Mesnard, *Guide des Acc.*, 1743, p. 42.)

Opinion de Mme Lachapelle. — Il fallait toute la sagacité de notre illustre sage-femme de la Maternité de Paris, Mme Lachapelle (*Prat. des acc.* Paris, 1821, pp. 50 et suiv.) pour réfuter ces préventions : « *Sans doute, on voit souvent, dit-elle, le travail lent et pénible chez une femme âgée qui n'a point encore eu d'enfants, mais n'en est-il pas de même des plus jeunes? La proportion, j'ose l'assurer, est parfaitement égale. Si 4 femmes sur 10 ont parmi les jeunes primipares un accouchement facile, 4 sur 10 parmi les plus âgées accouchent avec promptitude et facilité.*

Ces paroles encourageantes et vraies devraient se graver à tout jamais en lettres majuscules dans l'esprit des praticiens des deux sexes et dans la mémoire des familles injustement alarmées par l'approche du terme chez une primipare âgée.

Si maintenant nous cherchons à nous rendre compte des faits qui ont motivé dans le public médical cet appréhension, nous trouvons que la plupart du temps les médecins ne recherchent dans l'analyse qu'ils font des accouchements de primipares âgées, que les cas qui ont présenté des difficultés et négligent les cas simples qui sont très-nombreux.

Causes d'erreurs dans des statistiques. — Ainsi, les plus grands maîtres, Naegele (Heidelberg, 1835), signale l'oblitération du col utérin observé dans l'accouchement de la dame Saleras; Mauriceau, qui partage l'idée de Deventer sur l'ankylose du coccyx, avait précisément choisi comme sujet de la fameuse expérience du forceps par Hugues Chamberlin une primipare de 38 ans. L'accoucheur anglais ne vit dans la difficulté qui, pour lui, comme on sait, fut insurmontable, que le rétrécissement prononcé du bassin. Mauriceau y avait vu autre chose; mais combien Chamberlin eut-il raison de ne pas se plaindre, et qu'eût été la résistance du coccyx si l'accoucheur de Londres avait pu saisir solidement et entraîner la tête sur le plancher du bassin?

Le forceps n'avait pas encore subi à cette époque la courbure que devait lui donner Levret en 1747 avec laquelle désormais la saisie d'une tête au détroit supérieur sera toujours facile à la condition toutefois que l'instrument puisse passer.

Rétrécissements pelviens. — Je pourrais maintenant négliger la suite des citations de Konhstein, parce qu'elles ne sont plus favorables à ma thèse, mais je désire continuer jusqu'au bout mon rôle de critique consciencieux. Du reste il me suffira de signaler, pour en faire justice, l'opinion de Winkel (Monatschrift) qui veut que les vices de conformation du bassin soient plus fréquents chez les vieilles primipares que chez les jeunes. Cela n'a même pas besoin de réfutation.

Présentation de la face. — Quant à sa théorie des présentations de la face fréquente aussi, dit-il, chez les femmes qui accouchent pour la première fois après 30 ans, outre qu'elle ne s'appuye que sur un nombre très-restreint de faits, elle est surtout basée sur cette idée préconçue et fausse de l'étroitesse fréquente du bassin chez les femmes que j'énonçais tout à l'heure.
—Hischer et Fassbender soutiennent également que les présentations de la face sont fréquentes chez les vieilles primipares, et ils comprennent dans leurs travaux les femmes de 25 ans ! placées là évidemment pour les besoins de leur cause.

Eclampsie. Opinion de M. Mauriceau. — Un auteur français, celui-là, et dont nous aimons à invoquer le talent et l'autorité scientifique, Mauriceau, s'explique de la façon suivante en ce qui concerne les convulsions éclamptique (*Obs. sur la gross.*, t. II, p. 128. Paris, 1738) : « J'ai souvent remarqué que ce fâcheux accident — les convulsions — n'arrive ordinairement que dans le premier accouchement des femmes et principalement chez celles qui sont un peu avancées en âge (il s'agit d'une femme primipare de 32 ans) et que les enfants de ces femmes sont presque toujours des enfants mâles, qui, par la grosseur de leur corps, augmentant la difficulté de l'accouchement, contribuent beaucoup à causer cet accident. »

Influence de l'albuminurie et de l'urémie. — Ce fait cité et l'explication donnée par Mauriceau sont contraires à l'idée que j'émets sur l'innocuité du travail, Moreau, Naegele et Grenser sont du même avis que Mauriceau des primipares âgées, mais il faut tenir compte que dans la plupart des convulsions éclamptiques, il y a urémie ou albuminurie, maladies qui sont elles-mêmes sous l'influence de la compression des vaisseaux du rein ou d'altération du sang, et que la primiparité dans un âge avancé ne saurait avoir sur ces causes premières une influence déterminante, tout au plus le volume plus gros du fœtus est-il pour quelque chose dans la compression et les accidents nouveaux consécutifs; et comme d'ailleurs ces faits se rencontrent aussi fréquemment chez de jeunes primipares, on peut très-bien n'y voir qu'une coïncidence. Chez ces dernières d'ailleurs, la résistance étant moindre, la déglobulisation du sang sera plus profonde, l'albuminurie s'effectuera plus rapidement, et si l'urémie survient avec son triste accident nerveux, ce sera plutôt chez une femme épuisée, donc chez la jeune primipare que chez la femme robuste de 30 à 40 ans. A l'appui de cette idée qui m'est personnelle, qu'il me soit permis de citer des travaux français tout récents que je n'ai nullement empruntés aux statistiques allemandes. M. Charpentier, professeur agrégé à la Faculté de médecine de Paris, a, dans sa thèse de concours d'agrégation, Paris 1852, publié la statistique des éclampsies puerpérales à l'hôpital des Cliniques pendant une période de trente-sept ans. Nous y relevons ce qui suit (ce tableau a été reproduit dans les *Archives de tocologie*, année 1874) :

Sur 33 accouchements éclamptiques il s'est trouvé

166 primipares. Sur 106 primipares il s'en est trouvé :

Audessous de 30 ans...	88	primipares.
Entre 30 et 40 ans.....	8	—
Au-dessus de 40 ans...	1	—
Age inconnu..........	10	—

Ces chiffres ont bien leur éloquence ; aussi, sur 133 éclamptiques, 10 de primipares. On savait déjà depuis longtemps que la primiparité était une cause prédisposante de l'éclampsie.

Sur 106 primipares, 88 au-dessous de 30 ans, soit 88 0/0.

Sur 106 primipares, 7 entre 30 et 40 ans, soit 6,6 0/0.

Et un peu moins de 1 0/0 au-dessus de 40 ans.

Sur nos 7 primipares âgées, il y a une grossesse double : la femme avait 35 ans. Toutes sont accouchées avant terme. Les accès s'étaient produits, chez 7 femmes avant l'accouchement, et chez trois d'entre elles se sont continués après. Parmi les femmes qui ont vu cesser leurs accès s'est trouvée la femme à l'accouchement gémellaire.

Tous les enfants se sont présentés par le sommet, sauf un qui est venu par le siége chez une femme de 31 ans, dont l'accouchement avait lieu à 5 mois 1/2 et dont l'accès avait précédé et déterminé le travail. Sur ces 7 femmes, 5 ont guéri, et parmi elles la femme aux umeaux ; 6 enfants vivants, y compris les jumeaux, 1 seul était faible.

Reste une femme de 43 ans primipare à terme, présentation du sommet guérie de son éclampsie. L'enfant, qui pesait 2,900 va bien. Le travail avait duré trois jours, il n'y avait eu qu'une attaque sous l'influence de ce travail prolongé. Pas d'infiltration.

Enfin, sur les 7 femmes comprises entre 30 et 40 ans, nous trouvons une rachitique de 36 ans dont le bassin n'avait que 0,035. Elle subit l'opération césarienne; toutes étaient plus ou moins infiltrées; deux avaient des urines albumineuses, et une avait une maladie organique du cœur avec anasarque.

Maternité de Paris. — Deux autres tableaux existent encore dans la thèse de M. Charpentier, l'un qui n'est que le relevé statistique de cas observés à la Maternité (Tarnier), l'autre des cas rapportés par les praticiens de la ville.

Nous y trouvons encore, à l'appui des idées que nous défendons, les éléments suivants :

Sur 54 cas d'éclampsie, 47 primipares.

Sur ces 47 primipares, nous en trouvons une de 13 ans 1/2 et deux seulement au-dessus de 30 ans. La jeune fille de 13 ans 1/2 a eu 42 accès en tout. Elle était albuminurique. On dut employer le forceps, l'enfant vint mort, mais la jeune fille guérit. Parmi les deux femmes qui avaient dépassé la trentaine et qui toutes deux étaient albuminuriques, une subit une application du forceps, l'autre avait une insertion vicieuse du placenta, elle succomba à l'hémorrhagie; les deux enfants vinrent morts, mais une femme guérit.

Statistique de la ville. — Enfin M. Charpentier a encore relaté une statistique de 297 cas recueillis dans divers auteurs; nous renvoyons le lecteur au dépouillement de ce gigantesque travail de bénédictins.

Accouchements aux âges extrêmes. — Malheureusement il nous manque beaucoup d'éléments pour tirer de cette statistique le fruit qu'elle pourrait donner. C'est ainsi que souvent l'âge n'est pas indiqué, ni la durée du travail, ni l'appréciation de la résistance des parties molles, et on ne sait sur combien de cas se sont présentés ces cas particuliers qui ont pu être d'une grande valeur pour l'auteur de la thèse, puisqu'il y réclamait l'influence du traitement sur la marche de la maladie tandis que pour nous les points dont nous aurions besoin sont négligés ou abandonnés. Aussi disons-nous seulement ceci en thèse générale; c'est que nous trouvons encore un accouchement de 13 ans 1/2 et un de 44 ans (obs. 182 et 183); eh bien, à ces deux extrémités de la vie génitale pour la primiparité les résultats sont presque identiques.

Dans les deux cas, convulsions avant et après; dans les deux cas, forceps, guérison de la mère. La seule différence existe en faveur de la primipare âgée qui conserva son enfant, tandis que celui de la primipare de 13 ans succomba ; c'était à prévoir.

Eaux de l'amnios. — Il ne reste plus maintenant qu'à parler de quelques faits incidents. C'est ainsi que Valenta (*Monatschritft für*, Geb. 25, p. 178) a remarqué que la rupture des eaux de l'amnios était plus précoce chez la primipare que chez la multipare, et plus encore chez la primipare de 36 à 40 ans.

Grossesses extra-utérines. — Hecker (*Monatschrift für*, Geburt, 13, p. 102) soutient que les femmes mariées depuis longtemps et qui n'ont pas eu d'enfants ont, assez fréquemment, dès qu'elles deviennent enceintes, des grossesses extra-utérines. Cette assertion mérite confirmation.

Influence des années. — Une recherche qui ne présente guère, à mon sens, qu'un intérêt de curiosité, est celle de Mansfeld (*Zeitschrift für*, Geb. 3, p. 35) qui fait voir que les années 1811 et 1834 se sont distinguées par le grand nombre de grossesses de femmes qui avaient perdu tout espoir de devenir enceintes, et ce qu'il y a de plus extraordinaire, c'est que ces deux années correspondent à l'apparition de deux comètes.

Qu'on ne vienne donc plus s'étonner que l'astrologie a joué un certain rôle chez les anciens dans le pronostic des grossesses en général, et si encore aujourd'hui nos commères ne savent pas mystérieusement parler de l'influence de l'âge de la lune sur la fécondation et même sur le sexe de l'enfant!

Ceci prouve tout au moins que la bêtise humaine a existé de tout temps et que notre siècle de lumière est aussi bien partagé sous ce rapport que l'étaient les premiers siècles de notre ère.

Un point qui, après ces recherches banales, mérite de nous arrêter un instant, ce sont les décès causés par la fièvre puerpérale aux différents âges de la primiparité ainsi que Hugenberger a trouvé sur 101 décès pour cette cause :

15 décès chez les primipares de 22 ans, soit			$\frac{1}{31.4}$
23 —	—	—	$\frac{1}{2.33}$
27 —	—	—	$\frac{1}{13}$
36 —	—	—	$\frac{1}{11}$

Pour expliquer ces chiffres, qui seraient désastreux s'ils n'étaient discutables, il est à ajouter que chez les primipares âgées l'accouchement dure peu de temps, et qu'on rencontre plus fréquemment des déchirures du col, ce qui pourrait expliquer un traumatisme plus considérable et peut-être un point de départ, par la déchirure, à la formation du pus et à l'infiltration du poison puerpéral.

Mais je prendrai la liberté de soumettre à mes juges cette simple remarque : Hugenberger dit bien comment, sur 101 décès, l'âge se trouvait réparti, mais il omet de nous donner le nombre total des accouchements sur lesquels se sont produits les cas de fièvre puerpérale accusés ; de plus, comment pouvons-nous contrôler la proportion qu'il nous établit par catégorie d'âge si nous manquons de cet élément important. Nous ne mettons pas en doute le raisonnement et la bonne foi scientifiques de l'auteur, mais, encore une fois, quand il s'agit d'établir un point d'étiologie aussi important, on ne doit négliger aucun détail et ne pas perdre de vue le vers d'Horace :

Errare humanum est.....

Manie puerpérale. — Tuke, enfin (*Edimb. Méd. Journ.*, N° 119, 1865), dit que la tendance à la manie s'observe dès l'âge de 30 à 40 ans, surtout lors d'un premier accouchement. Combien de fois ne l'ai-je pas vu chez de plus jeunes à la Clinique d'accouchements de Paris ! et Tuke n'ajoute pas que c'est principalement après l'éclampsie qu'on trouve la manie qui n'est plus alors que la conséquence d'une autre maladie.

Influence de l'ossification sur le fœtus. —Du côté du fœtus, chez une primipare de 44 ans, Tuke a noté la fragilité congénitale des os, mais que procure une observation ? Je me ferais fort d'en citer dix où il me sera facile de démontrer que le retard du travail est dû à une ossification avancée.

Kohnstein. — Pour ce qui est de son expérience personnelle, Kohnstein a vû 4 accouchements de primipares âgées se terminer régulièrement. *De ce fait nous prenons acte.*

Travail de Ahlfeld. — Le travail de Ahlfeld, avons-nous dit,, nous a paru avoir une plus grande valeur que celui de Kohnstein, en ce sens que, basé sur l'observation directe des faits, il n'est pas le relevé inconscient des faits des cas épars dans tous les auteurs, et, de plus, ses observations ne sont pas seulement recueillies dans une clinique (Leipsig) où sont envoyés de tous les points de la ville et dans la banlieue les cas difficiles dont ne veulent ou ne peuvent se charger les praticiens de l'endroit, mais aussi une grande partie de ses observations proviennent de la *policlinique*, c'est-à-dire de la clinique de la ville, qui fonctionne régulièrement en Allemagne.

Supériorité des policliniques. — Sous ce rapport, on peut dire que les résultats fournis par les statistiques d'une policlinique sont préférables à ceux d'une clinique, car on n'y rencontre que l'élément ordinaire de la pratique obstétricale, des cas simples en majorité mêlés ça et là de cas pathologiques.

La statistique de Ahlfeld comprend les relevés des

cas produits de 1858 à 1872 — 14 ans. Pendant cette période, les registres de l'établissement constataient que 4,706 accouchements s'étaient effectués sous la direction des professeurs de l'Université, savoir : 3,218 pour la clinique et 1488 pour la policlinique.

Primipare avancée en âge. — Avant d'entrer plus avant dans le cœur de la question, établissons avec Ahlfeld l'âge auquel une femme mérite l'épithète de primipare âgée.

Si la limite extrême de la vie sexuelle nous est indiquée avec précision par la cessation de l'ovulation, nous n'avons pas un point de repère aussi certain pour fixer l'époque à laquelle une femme mérite le nom d'avancée en âge. Mais si nous admettons la vie génitale chez la femme comme étant comprise entre 15 et 50 ans en moyenne, l'âge de 32 ans marquera le milieu de cette période. C'est celui choisi par Ahlfeld pour caractériser la limite inférieure de la primiparité âgée. Une remarque assez curieuse : le lecteur sait ce que c'est que la pudeur des femmes et la force de l'habitude.

A la clinique de Leipsig, vieil établissement où retournent volontiers les femmes qui y sont déjà accouchées, le rapport des primipares est à celui des multipares : : 100 : 106. Les accouchements faits par la policlinique, institution plus récente où la surveillance du travail est confiée à un élève seulement, deux au plus, le même rapport est indiqué par la proportion : : 100 : 127.

Voici maintenant, sur les 4,076 accouchements qui figurent sur les registres de la Maternité le nombre des primipares dont l'âge est supérieur à 32 ans que nous avons pris comme minima et voici quelle est leur répartition :

25 femmes	de 32 ans.		93 femmes.		
25 —	de 33 ans.		2 —	de 39 ans.	
14 —	de 34 ans.		2 —	de 40 ans.	
9 —	de 35 ans.		3 —	de 41 ans.	
7 —	de 36 ans.		0 —	de 42 ans.	
8 —	de 37 ans.		2 —	de 43 ans.	
5 —	de 38 ans.		102 femmes.		
93 femmes.					

Par ce nombre, 49 appartiennent à la policlinique. De telle sorte que le nombre des accouchements des primipares avancées en âge est de 1 sur 30,4 pour la policlinique, tandis qu'il est de 1 sur 60,4 seulement à la clinique.

Cette différence démontre la fréquence avec laquelle les secours de l'art ont dû être réclamés dans l'accouchement des vieilles primipares.

Durée de la grossesse. — La durée de la grossesse n'a pu être indiquée que dans 17 cas. Si nous acceptons ce faible nombre comme *critérium*, nous trouvons que la durée moyenne s'élèverait à 275 jours.

Mouvements actifs. — Les premiers mouvements actifs notés 4 fois seulement donneraient une moyenne de 142 jours 1/2.

Vomissements. — Chez 2 d'entre ces 102 primipares, la grossesse a entraîné des vomissements incoërcibles qui ont duré tout le temps de la grossesse.

Dépression morale ; ses inconvénients. — Ahlfeld fait observer que chez la plupart de ces femmes on remarquait une tristesse qui semblait prendre sa source dans la crainte d'une issue défavorable. Il appartient donc au médecin de remonter le courage de ces malheureuses, car cette dépression morale est à elle seule une cause puissante d'une dépression physique prédispsoante aux accidents puerpéraux consécutifs.

Outre les douleurs dans les régions lombaires et sacrées pendant la dernière période de la grossesse, les contractions une fois le travail déclaré, bien que très-douloureuses, furent très-lentes, ce qui, combiné avec la résistance du périnée, amène un retard dans l'expulsion du produit, et des inconvénients pour le produit lui-même.

Du reste, voici, d'après les relevés de Ahlfeld, la durée moyenne du travail, dans 87 cas, où elle a été mentionnée au début des douleurs régulières.

DURÉE DU TRAVAIL.

3 fois de 2 à 3 heures.			69 fois.	
1 — de 3 à 4 —			12 — de 40 à 50 heures.	
12 — de 5 à 10 —			3 — de 70 à 80 —	
16 — de 10 à 15 —			1 — de 80 à 90 —	
11 — de 15 à 20 —			1 — de 90 à 100 —	
12 = de 20 à 30 —			1 — de 168 —	
14 — de 30 à 40 —			87 fois.	
96 fois.				

Durée moyenne. — Sur ces 87 accouchements, la durée moyenne a été de vingt-six heures aux lieu de vingt heures quarante-huit minutes, qui est la durée moyenne du travail chez les primipares, d'après l'auteur. En France, cette durée moyenne a été estimée sensiblement moindre (douze à quatorze heures).

Innocuité relative. — Si donc nous acceptons les

chiffres ci-dessus comme exacts, on verra que la durée moyenne chez les primipares âgées est beaucoup plus élevée; c'est là la vraie différence, « le caractère typique du travail chez les primipares avancées en âge. » C'est pour cela que j'ai intitulé cette thèse : *De l'innocuité relative dde l'accouchements chez les primipares âgées.*

Conséquences physiologiques. — En effet, que le retard à l'expulsion soit dû à la faiblesse des contractions ou à la résistance du périnée, ou à ces deux facteurs agissant ensemble, la résultante de cette action sera un retard dans l'expulsion exprimée par les chiffres ci-dessus. D'où résultera une fatigue plus grande pour la mère et pour l'enfant. Et, pour la première, quant à tous ces dangers dont l'imagination de nos devanciers s'est plu à assombrir le pronostic de ces accouchements, il faut les reléguer aux pays des chimères, et, à tout prix, en débarrasser l'esprit des malades.

Il va sans dire que chez les primipares âgées, comme chez toutes les autres femmes, il peut y avoir, en dehors des conditions d'âge, des vices de conformation du bassin, des irrégularités dans la marche du travail dont elles ne sont pas à l'abri ; mais, considérant l'accouchement naturel, nous croyons noter, dans les limites du travail physiologique, le seul que nous ayons à envisager, en nous exprimant comme nous l'avons fait.

La paresse de contraction qui semble résulter. du tableau précédent, n'est guère explicable autrement que par la résistance du périnée même, pour la deuxième période du travail, et par la difficulté de la dilatation du col pour la première; mais cette rigidité du col est encore le fait d'un utérus plutôt énergique, de telle sorte qu'il y a là un ensemble de circonstances qui s'entremêlent et se choquent, et, finalement, produisent le retard dans l'expulsion de l'enfant, que le tableau ci-dessus nous a permis de constater.

Conséquences obstétricales.—Ce retard dans l'expulsion, nous avons dit, nécessite le soin plus fréquent des secours de l'art. En effet, 71 opérations ont dû être pratiquées sur les 102 accouchements cités par Ahlfeld, et, dans ce chiffre, on ne fait pas figurer les diverses manœuvres qui ont eu pour but l'extraction de la tête, à travers les parties molles, et le déchirement facile de ces parties molles par suite de leur rigidité, de leur défaut de souplesse qui ne nécessite guère, il est vrai, que l'expectation ou l'apposition de serres-fines, et, dans des cas bien rares, seulement la périnéorrhaphie.

Conséquences pathologiques. — Nous remarquons aussi ce défaut de souplesse du col utérin qui non-seulement retarde la période d'engagement, mais rend cette phase de la dilatation excessivement douloureuse. Dans 12 cas, ces douleurs excessives ont été notées.

Cette particularité, ainsi que la prolongation du travail, a produit, dans plusieurs cas, une irritabilité du système nerveux. C'est ainsi que nous voyons signalé, dans 9 observations, un état de surexcitation excessive de la parturiente.

Indépendamment de la partie utérine et de la *rigidité des parties molles*, nous signalons d'autres anomalies incomparables plus rares et qui seraient produites de même sur des femmes primipares ou non, sans aucune condition d'âge.

Ces anomalies ont aussi nécessité les secours de l'art. C'est ainsi que l'on a trouvé :

Une hypertrophie du col...	2	fois.
Une procidence du placenta.	1	—
Un emphysème...........	1	—
Des crampes...............	1	—

Emphysème. — La procidence du placenta et les crampes n'ont certainement aucun rapport avec l'âge de la femme ; l'emphysème se rencontre quand la femme pousse avec beaucoup d'énergie ; le fait peut donc aussi bien se produire chez une jeune femme que chez une femme âgée, chez une multipare que chez une primipare, et dans une thèse (Haultcœur, Paris 1874), *sur l'emphysème pendant les efforts de l'accouchement*, thèse qui a eu pour président l'honorable et savant professeur Pajot, sur 13 observations d'emphysème, se trouvaient ainsi réparties :

Observation	I.	Primipare	23 ans.
—	II.	—	23 ans.
—	III.	Multipare	32 ans.
—	IV.	Non indiqué	28 ans.
—	V.	—	25 ans.
—	VI.	Primipare	37 ans.
—	VII.	—	27 ans.
—	VIII.	—	non indiqué.
—	IX.	—	—
—	X.	Non indiqué	19 ans.
—	XI.	Primipare	29 ans.
—	XII.	—	35 ans.
—	XIII.	—	37 ans.

Si, dans ces observations, on trouve trois primipares âgées, on trouve aussi des femmes d'âge moyen et même de jeunes femmes (19 ans), et jusqu'à une multipare.

L'hypertrophie du col pourrait peut-être, plus que

l'emphysème, être sous la dépendance de l'âge, mais nullement sous la dépendance de la primiparité, et on trouve nombre de jeunes multipares avec le col utérin très-volumineux, tandis que le col d'une primipare, quel que soit l'âge de celle-ci, affecte presque toujours le type si connu, *acuminé*, *pointu*.

Différences capitales dans les primipares suivant l'âge. — D'après ce que nous venons de dire, il résulte que les primipares âgées diffèrent des autres par deux points capitaux : 1° la marche du travail ; 2° la manière d'être des parties molles. Ce sont là les origines de toutes les anomalies et les motifs qui légitiment fréquemment l'intervention de l'accoucheur.

Par l'effet de l'âge, soit atonie de plus, soit résistance des parties molles de l'utérus, le caractère des contractions est plutôt morbide que physiologique ; les douleurs sont éloignées, sans énergie, et surtout sans efficacité.

Forceps. — Par suite, le travail traîne en longueur, et, à une durée moyenne de vingt-sept heures, soit près du double de temps du travail chez les jeunes primipares.

Il n'est donc pas surprenant que ce ralentissement amène l'épuisement, et, qu'en fin de compte, sur les 102 observations dépouillées par Ahlfeld, l'application du forceps n'ait été nécessaire 55 fois. Dans cinq cas, en raison de l'étroitesse du bassin, elle fut infructueuse, et il fallut recourir à la perforation de la tête, et même à la céphalotripsie. Cette dernière a dû être employée dans deux autres cas ; dans l'une, par suite de la chute du cordon, l'enfant étant mort ; dans l'autre, pour finir un accouchement provoqué artificiellement. Dans deux cas de présentation du sommet, la version fut faite, ainsi que dans trois cas de présentation de l'épaule.

Rigidité des parties molles. — Un autre point dont il convient de tenir compte à un degré égal, c'est le défaut d'*extensibilité*, la rigidité des parties molles.

Ce défaut de souplesse peut aussi exister sur le col utérin, et cette circonstance, rencontrée dans le neuvième des cas, est une cause certaine de prolongation du travail de lenteur et de douleur dans la période de dilatation.

Elle explique l'excitation peu ordinaire des malades et aussi leur agitation plus fréquente.

Ce défaut d'extensibilité a été en outre une cause fréquente de délivrance, car, outre les déchirures de la fourchette qu'on peut dire générales à un premier accouchement, on a constaté 8 fois des déchirures partielles du périnée, 3 fois sa déchirure totale. Deux de ces dernières s'étendent dans le rectum, et une jusqu'à 5 centimètres de profondeur; enfin il survient une fois une rupture circulaire de la symphise pubienne. Nous en publions plus bas les observations.

Insertion vicieuse du placenta. — Enfin les insertions vicieuses du placenta qui, hâtons-nous de le dire, n'a aucun rapport avec l'âge et les convulsions, ont été relevées une fois. Il en a été de même pour l'emphysème dont nous avons parlé plus haut. Quant à l'oblitération du méat utérin qui paraît croire augmenter fréquemment chez les vieilles primipares, on ne l'a cependant signalée que deux fois; nous sommes heureux de le constater.

Le fœtus s'est rarement trouvé en présentation vicieuse, aussi les exemples de versions et d'extractions sont-ils relativement rares ; nous avons dit plus haut que la version a été pratiquée 5 fois ; il faut y ajouter 6 extractions par les pieds, dans les présentations du siége; mais toutes manœuvres n'ont d'autres rapports avec la primiparité tardive que par les difficultés qu'elles présentent ou les complications qu'elles entraînent.

Infériorité de la version sur le forceps, dans les bassins rétrécis, surtout chez les primipares âgées. — Nous empruntons au mémoire d'Ahlfeld les deux observations suivantes, en raison de l'intérêt qu'elles présentent. Notons toutefois qu'il y avait vice de conformation du bassin, ce qui est en dehors de la question de primiparité, et que le chirurgien crut devoir faire la version, opération qui, dans les bassins rétrécis, devrait céder la place au forceps.

Observation I. — Version dans un cas de bassin rétréci ; séparation complète de la lèvre antérieure; déchirure totale du périnée. Guérison.

Frédérique Wunderlich, 33 ans, entrée le 4 mars 1870, affirme n'avoir pratiqué le coït qu'une seule fois, le 30 mai. Rétrécissement rachitique du bassin, 25, 29 1[4, 32, 17 ; le promontoire est assez élevé ; le sacrum se sent facilement ; il est presque convexe dans la moitié supérieure. Ces jours derniers, les douleurs ont commencé ; le 7 mars au soir, la dilatation est complète, mais la tête arrêtée au détroit supérieur, puis s'engage dans une position vicieuse. En conséquence, avant la perte des eaux, on fit la version, puis l'extraction. Le dégagement des bras réussit parfaitement, mais l'extraction de la tête fut remarquablement difficile. L'enfant, né dans un état d'asphyxie assez prononcé, fut cependant ranimé et vécut.

Avec le placenta, qui fut expulsé suivant la méthode de Crédé, vint la lèvre antérieure tout entière. Ce lambeau avait 13 centimètres de longueur et un demi centimètre d'épaisseur.

Outre cette lésion, survint une déchirure totale du périnée; la gangrène consécutive du vagin et de la vulve empêche la réunion par première intention. Au treizième jour, la malade reçoit son exeat; l'enfant se porte bien.

Obs. II. — Accouchement dans la position accroupie sur les genoux; rupture de la symphyse pubienne; péritonite. Mort le vingt-septième jour.

Pauline Amich, 32 ans, femme vigoureuse, entre le 20 mars 1870. Ne s'est jamais plainte d'aucune douleur dans la région du bassin. Le 27 avril, vers midi, les douleurs ont commencé, et, après quelques douches, elles commencent à devenir efficaces; la poche des eaux se rompit, peu après minuit, le 9 avril. Les douleurs étaient d'abord régulières et puissantes, mais elles diminuèrent lorsque la tête devait arriver au détroit inférieur. On pensa qu'une modification dans la position du bassin favoriserait l'expulsion de la tête. On mit donc la parturiente dans la position accroupie; la tête descendit lentement. La malade désirait vivement être remise dans la position horizontale. Dès que la tête se montra à la vulve, on remit la femme au lit, et la tête fut facilement extraite avec les griffes de Rittgens. La période d'expulsion dura en tout trois heures quinze minutes. Dès le soir du même jour, la température monta à 40°; le pouls à 136; la respiration à 32. Douleur considérable au voisinage de la symphyse; par l'exploration interne, on constate une diastase de la symphyse; le doigt arrive dans une solution de continuité d'un centimètre d'étendue. Les extrémités osseuses sont mobiles. Traitement sans effet. Une péritonite mit fin aux jours de la malade, le vingt-septième jour des couches.

Autopsie.— La symphyse du pubis offre un écartement de un centimètre au moins. De cet espace, on voit sourdre du pus jaune verdâtre. L'ovaire gauche est adhérent aux parois du bassin, du même côté. La rupture de ces adhérences nous conduit dans un foyer purulent pouvant admettre le pouce, ce foyer longeant la branche descendante du pubis, et ascendante de l'ischion s'étend jusqu'à la tubérosité ischiatique. Du foyer purulent de la symphyse part un trajet fistuleux du diamètre de l'indicateur, qui va jusqu'au fémur, sans dénuder l'os. Une suppuration plus abondante se montre aussi autour de l'articulation sacro-iliaque droite.

Après l'accouchement des primipares âgées, nous arrivons à l'explication des phénomènes puerpéraux, ou du moins des accidents qui suivent l'expulsion.

Hémorrhagies post-puerpérales. — Des hémorrhagies ont été notées 15 fois, et 2 fois il a été dit expressément que les membranes étaient distendues par le sang. Le quatrième et le treizième jour, sont aussi survenues des hémorrhagies secondaires, appelées aussi tardives par quelques auteurs.

La lenteur et la faiblesse des contractions se prolongeant après la sortie du fœtus, empêchent le retrait complet de l'utérus, et, suivant toute vraisemblance, Avjorisent la production des hémorrhagies pendant et après le travail.

Maladies puerpérales. — La même cause paraît aussi avoir une influence sur la provenance des maladies puerpérales. Mais à l'endroit de ces derniers incidents, s'il est vrai, comme l'avance Ahlfeld, que la rupture du périnée, dans ce cas, ne commence pas par la fourchette, mais alors que la tête, encore dans le vagin, ne pourrait faire songer à une déchirure, on pourrait comme l'a fait cet auteur, attribuer ces déchirures à une altération des tissus amenée par l'âge; alors la surface des plaies offre assez souvent l'aspect des plaies par arrachement, ce qui rend exceptionnelle la réunion par première intention; on fournit un terrain propice aux processus diphthéritiques et gangréneux.

Quant aux maladies puerpérales proprement dites, nous trouvons encore l'occasion de signaler la différence qui existe entre la policlinique et la clinique.

Influence néfaste des cliniques. — Alors que, dans les accouchements de la ville, on a noté seulement 9 maladies puerpérales sur 49 accouchées, on en a observé 21 sur 53 accouchées, à la Clinique.

Pourquoi, après tant de preuves de l'insalubrité notoire des maisons d'accouchements, pourquoi faut-il que les administrations de divers pays persistent toujours à maintenir ces vastes nécropoles des femmes en couches?

C'est ainsi que les 21 malades de la Clinique ont toutes présenté au début un mauvais aspect de la surface des plaies, et bientôt succédaient à cet état local l'endométrite, la paramétrite, la péritonite; dont 6 cas se terminèrent par la mort.

Supériorité de la policlinique. — Chez les malades de la policlinique, au contraire, nous trouvons de la fièvre traumatique simple, une légère irritation du péritoine, et rarement quelques exsudats au voisinage de l'utérus. Aussi chez les accouchées de la policlinique, les cas de mort, à la suite d'affections puerpérales, sont-ils très-rares. Des 49 accouchées dont nous nous occupons, 3 sont mortes il est vrai, mais leur mort a été purement fortuite et n'a rien à faire avec les accidents dits puerpéraux.

L'une est morte, le dix-septième jour après l'accouchement, d'une métrite interstitielle, avec dégénérescence graisseuse du cœur, etc. (les organes génitaux étaient intacts).

La seconde est morte de typhus le vingt-et-unième jour.

La troisième est morte le neuvième jour d'une pneumonie.

Nous arrivons à la fin de notre travail après avoir établi les faits que l'on peut raisonnablement imputer à l'âge des primipares, et avoir écarté ceux qui sont susceptibles de se rencontrer à tous les âges et dans certaines conditions défectueuses d'hygiène, tels que les accidents puerpéraux dont nous venons de parler;

il nous reste à envisager l'influence que peut avoir l'âge de la mère sur le produit de la conception.

Nous résumerons cette partie du travail de Ahlfeld en quelques mots.

Etats des enfants. — Ainsi : pour les présentations 93 enfants sont venus par la tête, 1 par le front, 1 par la face, 4 par le bassin, 3 par les épaules.

59 étaient du sexe masculin, 43 du sexe féminin, 83 étaient à terme; 19 avant terme ; 12 étaient morts, 22 asphyxiés, 68 seulement étaient vivants.

Dans ces divers cas, cinq fois il y eut expulsion de méconium et cinq fois irrégularité des bruits du cœur, mais les indications d'intervention prenaient plutôt leur source du côté maternel.

Comme on doit s'y attendre, dans le cas de prolongation du travail, les enfants présentèrent souvent la bosse sero-sanguine· Dans quelques cas même, ces tumeurs avaient un volume énorme.

La même cause et les opérations nécessaires pour terminer l'accouchement n'ont pas été sans influence sur la santé de ces enfants. Cependant deux fois la mort fut causée par le prolapsus du cordon, une fois par l'accouchement provoqué dans un bassin rétréci, une autre fois le bassin était encore rétréci, une fois aussi par suite de défaut de célérité de l'accoucheur à extraire la tête qui venait la dernière, et enfin deux fois par la crâniotomie.

Mort apparente. — Dans ces 7 cas on ne peut véritablement imputer à l'âge de la mère les accidents survenus à l'enfant et Ahlfeld nous paraît exagérer dans ce cas, la portée de la gravité des accouchements chez les primipares âgées, quand il compare la statistique hospitalière qui comprend toutes les femmes jeunes et vieilles, primipares et multipares et qu'il établit que les enfants de celles-ci sont venus à l'état de mort apparente dans la proportion de 1 sur 13, 5, tandis que cette proportion s'élève pour les primipares âgées, seulement à 1 contre 3. 1.

Toutefois cette circonstance défavorable s'étend jusque chez les premiers jours de la vie de l'enfant.

Mort réelle. — Sur l'ensemble des enfants nés vivants ou à l'état de mort apparente, douze moururent avant la sortie de la mère de l'hôpital, c'est-à-dire avant le quatorzième jour en moyenne; de sorte que, sur 102 enfants, 76 seulement vécurent au-delà du quatorzième jour.

Tel est le résultat que fournit l'analyse critique de la bibliographie médicale touchant les particularités de l'accouchement chez les primipares âgées.

Nous allons, dans le chapitre suivant, examiner les résultats qui nous sont connus d'accouchements des primipares âgées faits en ville dans les conditions d'une policlinique, et nous en analyserons les circonstances avant d'établir nos conclusions définitives.

SECONDE PARTIE

Examen analytique des cas d'accouchements chez les primipares âgées fournis à l'observation par la pratique de la ville.

Dans la première partie de cette thèse, nous avons envisagé la bibliographie et la statistique médicale, dans leurs rapports avec l'accouchement naturel chez les primipares âgées.

Nous nous sommes appesanti particulièrement sur les détails normaux et pathologiques rapportés dans le mémoire de Ahlfeld, lesquels avaient été publiés dans les registres de la clinique, et de la policlinique de Leipzig pendant une période de 14 années; nous lui avons même emprunté deux observations.

Mais les cliniques et les maternités, sont en général, tout le monde en conviendra, le rendez-vous de tous les cas difficiles de la ville; dès qu'un praticien est embarrassé, dès qu'un accident se produit dans l'accouchement d'une femme pauvre, et quelquefois même aisée, médecins et sages-femmes s'empressent de faire transporter leur malade à la clinique, qui devient alors une mine féconde et inépuisable d'instruction pour les éléves assidus, par le nombre des cas difficiles qu'elle présente réunis, mais, au point de vue de la statistique quand il s'agit d'établir par les faits bien observés les relations qui existent entre tel cas normal et le même cas devenu pathologique, on conviendra avec moi que la clinique n'est pas un bon criterium. Ce que je dis de la clinique, je le dirai à *fortiori* de la policlinique pratiquée comme elle l'est à Leipzig puisqu'il ne s'âgit précisément que des cas devenus pathologiques, pour lesquels on requiert l'intervention de l'opérateur au domicile même de la malade.

Donc, pour se faire une idée à peu près juste des phénomènes de l'accouchement normal et pathologique chez les primipares âgées, c'est dans la clinique de la ville qu'il faut puiser ses éléments de conviction.

Là, en effet, celui qui aura eu le bonheur de réunir un certain nombre d'observations, pourra voir ce qui en est réellement des dangers qui existent, plus encore dans l'imagination des femmes, qu'en réalité, s'il rencontre des cas difficiles, ils seront dans une juste proportion avec le nombre d'accouchements qu'il aura faits et enfin reprenant les éléments fournis par les statistiques des établissements hospitaliers, le lecteur pourra se rendre compte par la réunion des cas graves, qui seront pour lui un enseignement, des dangers que sa malade pourra courir et des accidents qu'il pourra lui épargner.

Cette combinaison de l'enseignement clinique avec l'expérience personnelle sera pour le sujet, dont nous avons abordé l'étude, un complément indispensable.

Obs. III. — Communiquée par notre maître, M. le Dr Verrier.

Madame B...., 30 ans primipare, rue Michel-le-Comte, 31. Le 19 mars 1860, après dix heures de travail, traduisait ses douleurs par des cris violents et une excitation extrême; le col était dilaté, la poche des eaux rompue, la tête sur le plancher du bassin. M. Verrier donna du chloroforme, et dix minutes après la résistance du périnée est vaincue. La vulve très-étroite, rigide, menace encore de se déchirer, l'éminent accoucheur pratique deux incisions postéro-latérales, et l'accouchement se termine rapidement, la femme se rétablit promptement, l'enfant est fort et bien portant.

Obs. IV. — Recueillie à la Clinique d'accouchements de Paris.

Pauline C...., le 11 juillet 1860, 28 ans, primipare, bassin normal, première position du sommet. Après 23 heures de travail, le col était dilaté mais le périnée dur et insensible.

Notre illustre professeur M. Pajot, qui alors remplaçait M. Dubois, tente une application de forceps qui amène un enfant mort, de 2,300 grammes. La femme avait été endormie pendant cinq minutes seulement, et pendant une minute la résistance musculaire avait été complète, la femme quitte la clinique le 24 juillet en très-bon état.

Obs. V. — Même origine.

Le 26 juin 1860, C... P..., âgée de 33 ans, accouche pour la première fois à 8 mois de grossesse. Elle est atteinte d'hydrorrhée. La période de dilatation du col est tellement douloureuse, que Dubois la soumet au chloroforme pendant 20 minutes, elle supporte alors parfaitement bien cette période et, après l'engagement de la tête, on lui évite en lui rendant du chloroforme, les douleurs plus déchirantes encore de l'expulsion.

Accouchement naturel, enfant faible pas à terme,

pesant 2,900 grammes, on lui donne l'exéat, le 6 juillet parfaitement guérie.

Obs. VI. — Communiquée par M. Verrier.

Madame Masse, rue des Fourneaux, septembre 1864, 30 ans primipare, la période de dilatation est particulièrement longue, la tête une fois sur le périnée ne fait plus aucun progrès. L'accouchement conduit par feu le Dr Shopin est terminé par une application de forceps par M. Verrier sans lésion du périnée après 24 heures du début des premières douleurs. Enfant volumineux. La femme a eu une métrite simple guérie trois semaines après.

Obs. VII. — Même origine.

Mme Choppe, juillet 1865, primipare 32 ans, rue de la la Lune. Le travail dure 23 heures, 18 heures sont employées à la dilatation du col. Cette période est particulièrement douloureuse, une heure et demie à deux heures après la tête reposait sur le périnée. Mais les contractions sont épuisées, cette femme brune et forte a des muscles très-puissants, le périnée très-résistant. Une application de forceps est faite par M. Verrier, avec des alternatives de traction et de repos à raison de cette résistance extrême des parties, et l'accouchement se termine après 23 heures de travail, dont 18 employées à la dilatation, *sans lésions du plancher du bassin*; grosse fille, bien portante. La mère se rétablit promptement.

Obs. VIII. — Même origine.

K...., artiste dramatique, 4, rue des Lombards; primipare, âgée de 38 ans, à terme, au mois de mai 1870, est adressée par son médecin habituel, M. le docteur Barré, malade, à M. Verrier. Le travail pénible à sa première partie est supporté avec courage, mais une fois la tête descendue sur le périnée, il ne fait plus aucun progrès. Les contractions se sont épuisées, dix-huit heures après le début de premières douleurs, deux heures après l'arrêt des contractions, M. Verrier, applique le forceps et amène une petite fille vivante, périnée intact. La femme va bien.

Obs. IX. — Communiquée par Mme Birabeu, sage-femme de 1re classe, ancienne élève de la Maternité de Paris.

Madame Cail, primipare, âgée de 38 ans, demeurant 55, rue du Faubourg Poissonnière, accouche le 8 décembre 1874. Premières douleurs le 7 à deux heures de l'après-midi. Dilatation complète le 8 à deux heures du matin.

Rupture spontanée des membranes à la même heure, accouchement à trois heures et demie le 8. Présentation du sommet en première position. Délivrance naturelle trois quarts d'heure après. Enfant du sexe masculin, gros, vivace, portant un *céphalématome* sur le pariétal droit. Le père est fort. La femme va bien, mais ne voulant se séparer de son enfant, et ne pouvant pas l'allaiter elle-même, à cause que les mamelons sont ombiliqués, elle lui donna le biberon, il se porte bien.

Obs. X. — Même origine.

Madame M..., 58, faubourg Poissonnière, primipare, âgée de 41 ans, à terme, apparition des douleurs le 25 novembre 1874 à huit heures du matin, à dix heures la dilatation est comme une pièce de cinquante centimes. Présentation du sommet en première position, la dilatation est complète, à trois heures et demie du matin le 26, rupture artificielle des membranes et accouchement d'une fille de 3,000 grammes à quatre heures.

Délivrance naturelle à quatre heures et demie, suites de couches naturelles, elle allaite son enfant. Le 28 décembre elle perd du sang en grande quantité ; par le toucher on constate que l'utérus était revenu à son état normal, le vagin était en bon état, cette perte dura une époque menstruelle ordinaire.

A la fin de janvier il y a une nouvelle menstruation.

Obs. XI. — Même origine.

Madame L..., 4, rue Jean Beaussire, primipare, âgée de 43 ans, apparition des premières douleurs le 15 mars 1874, à huit heures du soir, et ne revenaient qu'à trois quarts d'heure d'intervalle, la nuit se passa comme suit : Le 16 à cinq heures du matin, les douleurs se rapprochent, écoulement abondant de liquide amniotique depuis trois heures du matin ; impossible de pratiquer le toucher à cause de l'œdème considérable de la vulve (volume de 2 poings) surtout la lèvre droite, à midi l'œdème diminue, on pratique le toucher avec la main gauche pour éviter la douleur de la lèvre droite autant que possible, la partie fœtale est inaccessible, col dilaté comme une pièce de cinquante centimes, on n'entend pas le bruit du cœur fœtal, le palper ne donne aucun résultat.

A quatre heures nouveau toucher, dilatation comme une pièce de 2 fr. Présentation du siège, à sept heures le siége descend un peu sur le périnée, les douleurs se ralentirent, mais la parturiente très-agitée demandait continuellement à boire, criait malgré l'absence des douleurs, gesticulait, parlait avec vivacité, cet état se prolongea jusqu'à minuit.

A une heure du matin le 17 mars, expulsion d'une fille morte après un travail de vingt-neuf heures.

Délivrance naturelle dix minutes après l'accouchement.

La malade ne reposait pas, criait, parlait comme avant, et ne croyait pas être enfin accouchée, quand elle essayait de dormir, elle rêvait que son enfant mourait, et elle recommençait, cet état a duré jusqu'au lendemain matin. Albumine dans les urines, pas de vertiges ni céphalalgie et tintement d'oreilles ; jambes enflées, grippe, pendant quinze jours.

L'enfant mesurait 48 centimètres de longueur.

Obs XII. — Communiquée par Mme Haunais, sage-femme de 1re classe.

Madame F..., 28 juillet 1871, primipare âgée de 22 ans.

Premières douleurs à onze heures du soir.

Dilatation du col à midi.

Rupture artificielle des membranes à onze heures.

Accouchement à deux heures.

Présentation, sommet deuxième position réduite O. P. Enfant vivant, fille ; délivrance naturelle périnée intact, levée le dixième jour, allaite elle-même.

Observation XIII.

La même sage-femme cite le cas d'une autre femme dont elle n'a pas recueilli l'observation, qui est accouchée pour la première fois rue du Faubourg du Temple, 54, 14 ans après son mariage. L'accouchement fut rapide (dix heures environ), elle s'est parfaitement remise, et a eu un gros garçon.

Observation XIV.

Une autre primipare même rue, 61, âgée de 34 ans, soignée aussi par Madame Haunais, était arrivé à terme sans encombre. L'accouchement a duré quatorze heures, elle s'est très-bien rétablie.

Obs. XV. — Due à l'obligeance de M. le Dr Leblond, ancien interne des hôpitaux de Paris.

Mme B..., demeurant rue Faubourg Saint-Denis, fait appeler M. le Dr Leblond, le 26 juillet 1873, pour l'assister dans son accouchement.

Cette dame était primipare et âgée de 34 ans. Réglée à 14 ans, ses règles étaient toujours accompagnées d'un peu de douleur; pas de leucorrhée entre les époques.

Mariée à 18 ans, quelque temps après elle consulta un médecin pour des douleurs qu'elle ressentait vers la region sacrée; le médecin lui dit qu'elle était atteinte de rétroversion.

Mme B..., bien que jouissant d'une bonne santé, resta seize ans sans avoir de grossesse; elle n'eut pas non plus de fausse-couche

Les premières douleurs avaient commencé la veille, vers onze heures du soir. M. Leblond la vit le lendemain à cinq heures du matin; par le toucher on constata le col dilaté comme une pièce d'un franc; la tête était parfaitement sentie; mais, à cause de l'élévation trop considérable de cette partie, le diagnostic ne put être fait qu'à neuf heures du matin, alors que la dilatation était complète; la tête était en deuxième position du sommet O I D P, fortement engagée et fixée dans l'excavation; les contractions sont énergiques et se succèdent à des intervalles assez rapprochés; mais la tête ne descendait plus sensiblement dans l'excavation.

A midi, voyant que le travail d'expulsion ne pouvait se faire spontanément, et aussi en vue d'empêcher une rupture du périnée, M. Leblond se décida à faire une application de forceps; l'introduction des branches de l'instrument se fit sans difficultés, fit ensuite des tractions en relevant fortement le manche du forceps, de manière à fléchir la tête le plus possible. Au moment où l'occiput se dégagea au devant de la commissure postérieure du périnée, il se fit une déchirure de cet organe, jusqu'à un centimètre environ du rectum; une fois l'occiput dégagé, on abaissa le manche de l'instrument pour défléchir la tête et opérer le dégagement de cette partie. Le reste de l'accouchement se fit régulièrement, et, quelques instants après, le placenta fut extrait; l'écoulement sanguin qui accompagna la délivrance, fut peu considérable. La malade dut garder le lit pendant vingt jours.

Sept jours après la délivrance, les surfaces de la solution de continuité commencent à bourgeonner; on appliqua deux serre-fines pour maintenir ces surfaces bourgeonnantes. La réunion ne fut complète que seulement à la moitié postérieure.

L'enfant de cette dame était très-volumineux et avait un céphalématome double au niveau des pariétaux. Madame B... éprouve, à la suite de cet accouchement, quelques douleurs hypogastriques accompagnées de leucorrhée; six semaines après, le spéculum révéla une ulcération du col qui guérit par le repos et la cautérisation au nitrate d'argent.

Depuis elle se porte bien, sauf la petite échancrure au périnée qui lui produit des petites douleurs pendant le coït.

Obs. XVI. — Accouchement fait par nous, accompagné de notre ami et compatriote, M. Pitistiano.

Mme Duclos, rue du Faubourg Saint-Martin, 118, primipare, âgée de 31 ans, d'une constitution assez forte; elle a vu, pour la dernière fois, ses règles, le 12 novembre 1873; elle s'est très-bien portée jusqu'à la fin de sa grossesse.

Les premières douleurs commencent le 5 août vers minuit; nous nous rendîmes auprès d'elle le lendemain à huit heures du matin; la dilatation était comme une pièce de 2 francs; vers midi, la dilatation était complète, les contractions étaient très-énergiques et se rapprochaient de plus en plus; vers deux heures, rupture naturelle des membranes, la tête descend; elle était en première du sommet; les contractions se succèdent avec une telle force qu'elles buttent la tête contre le périnée, lequel offre une tension telle que nous dûmes employer une très-grande force pour éviter une déchirure de cet organe; à trois heures moins le quart a eu lieu l'expulsion d'une fille très-bien portante, quoique le cordon ombilical était enroulé une fois et demie autour de son cou; une demi heure après nous extrayâmes le placenta; l'écoulement sanguin qui accompagna la délivrance fut peu considérable; elle allaite elle-même son enfant et est parfaitement rétablie; l'enfant se porte bien.

Obs. XVII. — Communiquée par M. Guéniot, professeur agrégé de la Faculté de Paris.

Mme N..,, primipare, dont l'âge n'est pas exactement connu, mais qui paraissait bien avoir atteint la trentaine; le travail de l'accouchement fut long et laborieux; la présentation était en occipito postérieure gauche, non réduite; une application de forceps détermina le dégagement de la tête; le reste de l'accouchement se fit très-régulièrement; la femme et l'enfant se portent bien.

Obs. XVIII. — Même origine.

Mme L..., primipare, âgé de 32 ans, femme d'un officier d'artillerie; l'accouchement ne présenta rien de particulier, si ce n'est qu'elle était atteinte de flegmatia alba dolens.

Observation XIX.

Mme R..., 18 février 1872, 41, rue Mazarine, primipare, âgée de 31 ans, assistée par le Dr Bouland; le travail dure depuis neuf heures; l'accoucheur fait demander M. Verrier. A son arrivée, la femme est en proie à de grandes douleurs, elle se roule par terre; la dilatation est encore incomplète.

Cet état durait depuis longtemps : M. Verrier recommanda beaucoup de patience et revint auprès de la malade deux heures après.

La dilation s'est complétée; la malade est plus calme, mais la tête n'a fait aucun progrès; les douleurs paraissent considérablement ralenties. Le périnée est très-résistant.

On vide la vessie et le rectum, puis la femme est

endormie, et la compresse confiée à M. le Dr Bouland, pendant que M. Verrier procède à une application de forceps qui fut particulièrement pénible. Cependant elle réussit avec une déchirure moyenne du périnée.

Enfant très-fort, grosse tête caractéristique, vit. La mère guérit de sa déchirure avec trois serre-fines, et, quinze jours après, la femme se promenait dans sa chambre.

Observation XX.

Victoire X..., primipare, âgée de 35 ans, dernières règles le 21 décembre 1871 ; elle dit n'avoir eu qu'un seul rapprochement, le 30 décembre ; taille 1 mètre 40 centimètres ; gibbosité dans la région sacro-lombaire ; autre gibbosité au niveau de la septième vertèbre dorsale. Membres supérieurs très-longs, hanche gauche plus élevée de 0,45 que la droite. Bassin cyphotique, diamètre antéro-postérieur, 23 centimètres, soit 15 centimètres net environ, symphyse prolongée, rétrécissement du diamètre transverse du détroit inférieur, admise à la policlinique de M. Verrier. Les premières douleurs se déclarent le 13 septembre 1872, à huit heures du matin, rupture des membranes à neuf heures ; à minuit, la dilatation n'était pas plus grande qu'une pièce de 5 francs. Les contractions sont plus rapprochées et le travail, après avoir subi toutes les phases d'un accouchement naturel, se termine spontanément à quatre heures et demie du matin, après vingt heures de souffrance.

L'enfant, de sexe masculin, pesait 2,900 grammes ; d'après son développement, il paraissait bien avoir huit mois et demi : longueur, 48 centimètres.

Guérison au bout de huit jours ; le dixième jour, on photographie la malade et elle part à 100 lieues de Paris.

Observation XXI.

M. le Dr Vürzburger, de Bochum (dans Alg. Med. central Zeitung), a été appelé auprès d'une paysanne qui se plaignait de douleurs aiguës dans le dos et dans le ventre. Le docteur, après un très-court examen, reconnut que la femme était en travail d'enfant, mais, quand il informa la patiente de son état, elle protesta contre la possibilité d'une pareille chose, disant qu'elle n'avait jamais été enceinte, quoiqu'elle fût mariée depuis plus de vingt ans, et qu'elle avait maintenant 48 ans passés. Elle attribuait l'absence de menstruation, pendant les neuf derniers mois, à son retour d'âge, qu'elle croyait être arrivé ; elle fut surprise quand quatre heures après, elle fut délivrée d'un enfant bien développé. Le forceps a dû être employé, à cause de l'inefficacité des efforts expulsifs. La mère s'est bien remise, mais il n'y eut aucune apparence de lait dans les seins. Le retour de la menstruation revint cependant régulièrement. Un trait assez curieux dans le cas qui nous occupe, fut le changement qui s'opéra bientôt dans la constitution et l'apparence de cette femme. De grosse, droite et vigoureuse qu'elle était, elle devient chétive, ridée et grise.

Ce cas peut aussi avoir quelque intérêt au point de vue médico-légal, par ce fait que la femme ignora complètement son état jusqu'au moment de l'accouchement.

Récapitulation.

Nous sommes enfin arrivé à la fin de ces pénibles recherches, et nous croyons avoir pu aider, au moins nos lecteurs, à se former une conviction et satisfaire nos juges.

Pour rendre plus facile encore la tâche que nous nous étions imposée, nous allons récapituler sommairement les différents points acquis à la science dans ce dédale d'opinions diverses, et nous insisterons surtout sur les points assez nombreux que nous avons rapportés.

Avant d'aller plus loin, toutefois, qu'il nous soit permis de rendre hommage à notre savant professeur d'accouchement de la Faculté de Médecine de Paris qui a bien voulu accepter la présidence de cette thèse, et qui s'exprimait ainsi dans la troisième leçon de son brillant cours, tant sollicité dernièrement par près de 700 étudiants : « Les anciens qui croyaient que la soudure du coccyx était la cause des difficultés qu'on rencontre chez les primipares âgées, étaient dans l'erreur ; ces difficultés dépendent de la période de dilatation du col qui est plus longue, et de la résistance des parties molles; il y a là, passez-moi l'expression, comme une espèce de racornissement général. D'ailleurs, a ajouté M. le professeur Pajot, ces difficultés ont été considérablement exagérées, et, pour ma part, j'ai accouché plusieurs primipares âgées, parmi lesquelles une n'avait pas moins de 47 ans, et cependant le travail s'est parfaitement passé. »

A l'abri de cette haute autorité scientifique, m'appuyant en outre sur ce que j'ai dit plus haut touchant l'opinion de Mme Lachapelle, si compétente dans la question, je terminerai en résumant les 19 observations que je viens d'ajouter aux deux observations d'Ahlfeld.

Afin que nos juges puissent plus facilement apprécier la valeur de ces diffférentes observations, nous les avons réunies dans un tableau synoptique.

L'âge de ces primipares s'étend de 28 à 43 ans : une période de quinze ans, pour mettre plus de précision, si nous divisons en deux sections : l'une de 28 à 35 ans; la deuxième de 35 à 43 ans, nous trouvons, dans la première section, 12 sujets dont la moyenne du travail est de quatorze heures; parmi eux, trois seulement ont été soumis à la chloroformisation.

Une seule primipare âgée a eu des accidents consécutifs : métrite simple; six fois on a dû faire l'application du forceps; deux fois il en est résulté des lésions du périnée; un seul cas d'enfant mort-né; tous les autres enfants bien portants; deux étaient porteurs de céphalématome. Une seule femme a eu un accouchement prématuré, et cependant l'enfant a vécu

Dans la deuxième section de 35 à 43 ans, la moyenne de travail a été de treize heures; toutes se sont bien rétablies, sans accidents consécutifs; une seule a subi l'application du forceps. Aucune de ces primipares n'a eu de fièvre puerpérale; pas un seul cas de mort pour l'enfant.

Observations.	AGE.	DURÉE du travail.	CHLOROFORMÉE.	RÉTABLISSEMENT.	ÉTAT DE L'ENFANT	TERMINAISON.	LÉSIONS.	Accouchements.
Obs. 3.	30 ans.	10 heures.	10 minutes.	Prompt.	Vigoureux.	Naturelle.	Nulles.	—
— 4.	28 »	23 »	20 »	Prompt.	Mort né.	Application de forceps.	Nulles.	A terme.
— 5.	33 »	9 »	—	Prompt.	Faible (2 kil. 600 gr.).	Naturelle.	—	A 8 mois de grossesse.
— 6.	30 »	24 »	—	Métrite simple guérie après trois semaines.	Volumineux.	Application de forceps.	—	—
— 7.	32 »	23 »	—	Prompt.	Grosse fille.	Application de forceps.	—	—
— 8.	38 »	20 »	—	Prompt.	Fille vivante.	Application de forceps.	—	—
— 9.	38 »	16 »	—	Très-prompt.	Garçon 3 k. 200 (céphalémat. au pariét. droit).	—	—	—
— 10.	41 »	20 »	—	Ordinaire.	Fille, 3 kg.	—	—	—
— 11.	43 »	29 »	—	Ordinaire.	Enfant mort petit.	—	—	—
— 12.	40 »	26 »	—	Ordinaire.	Fille vivante.	—	—	—
— 13.	Après 14 ans de mariage.	10 »	—	—	Garçon.	—	—	—
— 14.	34 »	14 »	—	—	—	—	—	—
— 15.	34 »	15 »	—	Lent.	Garçon (céphalématome pariétal).	Application de forceps.	Déchirure du périnée de 1 centimètre.	—
— 16.	31 »	16 »	—	Ordinaire.	Fille bien portante.	—	Nulles.	—
— 17.	30 »	Long et laborieux.	—	?	?	Application de forceps.	Nulles.	—
— 18.	32 »	Rien de particulier.					Nulles.	—
— 19.	31 »	13 heures.	Chloroformée.	Ordinaire.	Grosse tête de l'enfant	Application de forceps.	Déchirure moyenne.	—
— 20.	35 ans. Bassin cyphotique.	20 »	—	Très-prompt.	Enfant de 2 kg. 200.	—	Nulles.	—
— 21.	48 ans.	?	—	Ordinaire.	?	Application de forceps.	?	—

En définitive, en résumant le résultat de ces observations avec celui fourni par la clinique et policlinique de Leipzig, qui nous a paru bien élaboré, je crois, sans trop présumer de mes forces, pouvoir énoncer les 25 propositions suivantes :

1° Les causes réelles du retard dans l'accouchement éprouvé par les primipares âgées sont, comme l'a dit M. le professeur Pajot dans son cours, la rigidité anatomique du col utérin, et celle du périnée et de la vulve. D'où l'on peut déduire la faiblesse ou la lenteur des contractions utérines, l'inertie consécutive ; donc, les hémorrhagies post puerpérales et les complications de la délivrance (adhésions enchatonnements).

Encore en admettant cette dernière proposition, faisons-nous largement la part du feu, puisque l'illustre maître sur l'autorité duquel nous nous appuyons, a déclaré dans son cours qu'il ne connaissait pas de difficultés pour la délivrance, quand elle serait appliquée, d'après les indications qu'il nous donnera.

Quant aux complications ultérieures, la rupture du périnée nous a paru en effet se produire plus facilement chez les primipares âgées, sauf les cas d'opérations, un accoucheur prudent pourra-t-il les éviter.

2° L'ankylose du coccyx nous l'avons déjà dit, alors même qu'elle existe n'est pas un exemple sérieux et le moyen proposé par Deventer, pour repousser le coccyx en arrière, n'est qu'un moyen inconscient de redoubler les contractions utérines par l'action réflexe.

3° Nous n'admettons pas plus les vices de conformation des parties molles, parmi les difficultés de l'accouchement chez les primipares âgées que nous n'admettons le rachitisme.

4° Nous n'insisterons pas sur les difficultés d'établir des bonnes statistiques, nous avons démontré, combien celle de Kohnstein était noircie par le manque de méthode qui avait présidé à ces recherches.

5° L'enfant augmenté un peu de poids et de longueur pourrait avoir aussi une influence retardatrice sur la rapidité de l'expulsion, mais les diamètres de la tête ont besoin en général d'être encore étudiés.

6° Nous avons parlé de la rigidité des parties molles ; sur ce sujet les anciens méritent d'être consultés.

7° Quant aux frictions émollientes et au petit travail qui pourraient faciliter leur dilatation, l'expérience a prouvé contre elles par la sédation du système nerveux.

Que sont en effet les eaux de l'amnios, les glaires sanguinolentes, sinon des moyens naturels de dilatations générales, tous moyens bien préférables aux frictions émollientes et au petit travail.

8° Nous ne nions pas la déchirure fréquente du périnée à la suite des opérations, mais nous ne croyons guère aux changements de structure des muscles et par conséquent aux déchirures, alors que la tête même ne repose pas encore sur le plancher du bassin.

9° La primiparité avancée ne saurait avoir aucune influence sur les présentations de la face, et du siége ni sur celle du tronc.

10° L'albumine et l'urémie, sont les seules causes à invoquer pour expliquer l'éclampsie des primipares âgées.

11° L'accouchement des primipares, considéré aux

âges extrêmes de la vie, est plus grave chez la jeune fille que chez la primipare âgée.

12° Quant à la fièvre puerpérale dans l'état actuel de nos connaissances, on ne peut tout au plus qu'invoquer l'influence du traumatisme et dire qu'il sera quelquefois la cause d'accidents puerpéraux. De même que les difficultés de la parturition peuvent dans certains cas déterminer la manie puerpérale.

13° L'influence de la primiparité avancée sur l'ossification du fœtus n'a pas encore été démontrée malgré l'observation citée de Tuke.

Un fait singulier, c'est que l'auteur du travail le moins favorable, à l'innocuité de l'accouchement chez les primipares âgées, Kohnstein, a vu quatre accouchements dans ces conditions se terminer régulièrement.

Ahlfeld, après avoir affirmé la supériorité des policliniques, fixe à 32 ans l'âge où la femme qui accouche pour la première fois mérite le nom de primipare âgée, et il admet comme nous avons vu plus haut, que la durée moyenne de la grossesse est de 275 jours, que les mouvements actifs seraient ressentis après le 142e jour.

Le même auteur a examiné 102 primipares sur lesquels deux avaient des vomissements incœrcibles et on remarquait chez la plupart une tristesse, une inquiétude, qui se traduisait par une dépression morale fâcheuse.

Sur 87 cas où, la durée du travail a été notée, on a trouvé en moyenne vingt-sept heures six minutes, c'est-à-dire qu'il est plus long que chez les jeunes primipares, ce qui n'est pas confirmé par nos observations personnelles, et réclame plus souvent les secours de l'art ; outre ces conséquences obstétricales, ce retard entraîne avec lui des conséquences pathologiques.

14° L'emphysème n'est pas spécial à la primiparité avancée, il se rencontre à tout âge quand il y a obstacle à l'engagement et à la sortie fœtale.

15° L'hypertrophie du col se voit souvent chez les femmes âgées, qu'elles soient primipares ou non.

16° Ces différences capitales de l'accouchement, des primipares d'après l'âge, résident dans la marche du travail et la manière d'être des parties molles.

17° Le forceps doit être plus fréquemment employé, et soit par le fait de l'instrument, soit comme cela se passe dans l'accouchement naturel, la rigidité des parties a été cause des déchirures du périnée à divers degrés.

18° L'insertion vicieuse du placenta, les présentations fœtales ne sont pas influencées par la primiparité avancée.

19° Il est clair que, si l'on a à pratiquer une version, et que le bassin soit rétréci, les parties molles peu extensibles risqueront d'être déchirées, comme dans la première observation. La rupture de la symphyse, comme dans la deuxième observation, ne peut être attribuée à l'âge de la primipare, mais à la mauvaise direction du fœtus qui aurait pu coïncider avec l'accouchement d'une jeune primipare.

20° Les hémorrhagies post puerpérales, en raison de l'inertie de l'utérus, sont assez fréquentes. On en a aussi noté qui sont survenues tardivement.

21° Le défaut de contractions secondaires, peut n'être pas sans influence, sur la production des maladies puerpérales, mais les dé chirures fréquentes, le défaut de réunion par première intention, fournit une occasion plus favorable au développement des maladies puerpérales, et au processus morbide diphthérique et gangréneux.

22° C'est surtout dans les hôpitaux, et les cliniques consacrées aux femmes en couches qu'on rencontre ces accidents; (prévus d'Ahlfeld) tandis qu'en ville, les maladies puerpérales sont infiniment rares (voir mes observations).

23° La bosse séro-sanguine chez les nouveau-nés, les asphyxies se rencontrent souvent par suite de la prolongation du travail, chez les enfants des primipares avancées en âge. Ces accidents du côté de l'enfant ont été jusqu'à la mort apparente et la mort réelle.

24° Le rachitisme dont on a trouvé des cas, dans le travail de Kohnstein, et la cyphose rencontrée dans une des observations fournies par notre maître particulier d'accouchements M. le Dr Verrier, ne peuvent être mis en cause puisqu'elle existe aussi sur des jeunes primipares.

25° Il en est de même de l'Eclampsie. Cependant nous ferons des réserves à ce sujet pour la primarité tardive, en raison de la difficulté plus grande de la dilatation du col. On sait d'ailleurs que la primiparité elle-même, est une cause de l'Eclampsie.

Quant à la question de savoir, s'il existe une différence au point de vue de l'accouchement entre une femme se mariant tardivement, et une femme mariée depuis longtemps, mais n'ayant été fécondée qu'à un âge avancé, n'est point encore résolue. Cette question réclame l'étude des gens de l'art.

CONCLUSIONS.

De cette étude il résulte, contrairement au préjugé généralement admis dans le public, que les femmes ayant atteint ou dépassé la trentaine, peuvent contracter mariage sans avoir à redouter de leur accouchement des suites relativement plus graves que leurs cadettes.

Il est utile, et est moral que le médecin use de son influence pour encourager les alliances même tardives, et pour rappeler que le mariage ne doit pas être détourné de son véritable but, la propagation de l'espèce, que rien de sérieusement observé ne justifie.

En effet la seule différence qui existe entre une primipare âgée, et une jeune, consiste dans la durée de la période de dilatation du col, et la résistance un peu plus grande du périnée. Il est évident que l'élasticité donnée par la nature aux muscles du plancher du bassin, n'existe plus aussi grande à un certain âge, surtout chez les femmes que leur profession a rendu sédentaires. Mais il n'y a là, qu'une différence de temps insensible qui varie même suivant la santé générale de la femme, dont il faut aussi tenir compte. Telle femme âgée bien portante accouchera pour la première fois mieux et plus vite que telle autre femme jeune, à santé débile et à tempérament lymphatique.

Il est une dernière considération, il est vrai, étrangère au sujet de cette thèse, mais qui n'en milite pas moins, pour encourager ces mariages; qu'il me soit permis de la citer ici.

Je veux parler de la décroissance de la population française, comparée à l'augmentation qui existe dans les *nations voisines*.

Enfant de la Faculté de Paris, bien qu'étranger moi-même; je déclare que, tout ce qui doit tendre à maintenir la France, ce grand pays prépondérant dans le monde, tant au point de vue de la population, qu'au point de vue intellectuel, ne doit pas être négligé, après les événements de ces temps passés auxquels je suis très-heureux d'avoir pris part, c'est œuvre de patriotisme et peut-être de salut, *Aliquis providet*.

A. Parent, imprimeur de la Faculté de Médecine, rue M^r-le-Prince, 31.

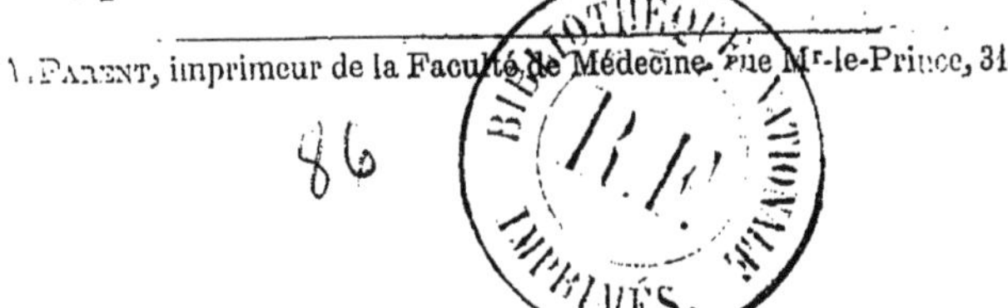

www.ingramcontent.com/pod-product-compliance
Ingram Content Group UK Ltd.
Pitfield, Milton Keynes, MK11 3LW, UK
UKHW020327220726
13923UKWH00003B/1418